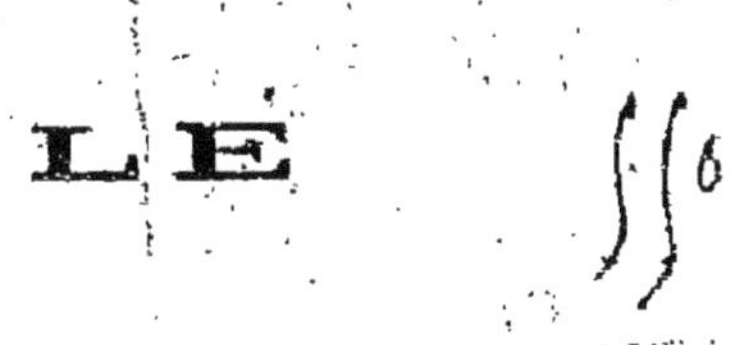

LE CHOLÉRA

PAR

Le Docteur DUBAR

CE PETIT OPUSCULE
est offert aux abonnés et lecteurs du
Journal d'Armentières

ARMENTIÈRES
rimerie E. RAMON, 90, rue de Lille
— 1909 —

LE

CHOLÉRA

SUPPLÉMENT

offert aux lecteurs et abonnés

du

JOURNAL D'ARMENTIÈRES

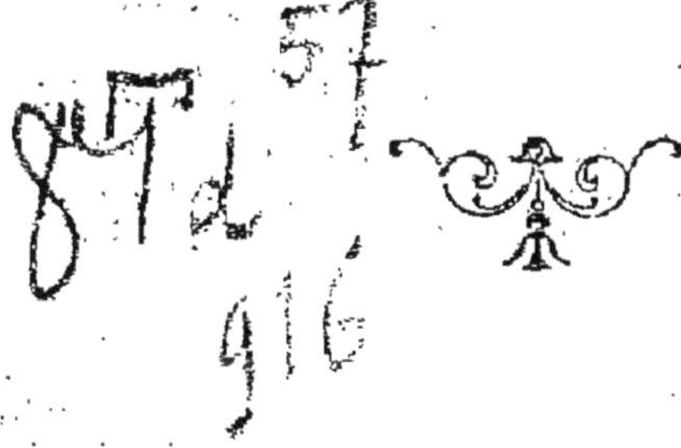

MAISONS RECOMMANDÉES
A ARMENTIÈRES

Quelques Notes et Souvenirs Personnels

CONCERNANT

Le Choléra

PAR

LE DOCTEUR DUBAR

Médecin Honoraire des Douanes

MÉDAILLE D'OR DE LA VILLE D'ARMENTIÈRES

(Epidémie de 1866)

ARMENTIÈRES

Imprimerie E. RAMON, 90, rue de Lille

— 1909 —

LE CHOLÉRA

Une circulaire adressée naguère par le Ministre de l'Intérieur aux autorités compétentes se terminait ainsi : « Si chacun fait simplement et loyalement son devoir, avec une claire conscience de sa responsabilité envers la Nation, le choléra ne saurait constituer un danger ; il n'est au pouvoir de personne d'empêcher quelques cas isolés de se produire, mais le mal serait immédiatement circonscrit et jugulé. Qui veut la paix sanitaire doit préparer la défense contre le mal. Et pour se mettre en garde contre un péril, il le faut d'abord connaître ».

Dans la mesure de mes faibles moyens j'essayerai de répondre à cet appel adressé à tous indistinctement.

Le choléra annoncé par les hirondelles

L'apparition du choléra en Hollande ramène l'attention sur une communication du célèbre zoologiste anglais, Arthur Baeven, qui eut l'occasion d'observer ce curieux phénomène au cours de ses nombreux voyages.

Se trouvant un jour en Egypte, il vit tout à coup des millions d'hirondelles s'assembler, se former en corps en vue d'un départ prochain. Comme ce n'était pas l'époque où elles passent la mer pour venir en Europe, il fit part de son étonnement à un habitant du pays. Savez-vous, lui répondit-il, ce que cela signifie ? C'est qu'avant une semaine nous aurons le choléra.

Deux fois déjà les hirondelles sont parties avant leur époque habituelle et le choléra a éclaté presque aussitôt.

M. Arthur Beaven ajoute que l'événement confirma ces prévisions et que les hirondelles, par un phénomène encore inexpliqué, avaient été averties de l'approche du terrible fléau (Mémorial de la Librairie).

De son côté, un savant très distingué, M. Fulbert-Dumonteil, raconte ce qui suit. Une curieuse observation scientifique vient d'être faite en Russie à l'occasion du choléra. A Saint-Pétersbourg, comme dans ses environs, les oiseaux, assez nombreux d'ordinaire en cette saison d'automne, ont complètement disparu une douzaine de jours au moins *avant l'apparition du fléau*.

Ce n'est pas la première fois que le merveilleux instinct des oiseaux, et autres animaux du reste, pressent les prochaines épidémies encore insoupçonnées des hommes.

C'est ainsi qu'à l'époque de la grande épidémie cholérique de Hambourg(*), tout le monde constate qu'une semaine avant la venue du fléau, tous les oiseaux avaient déserté la ville.

Pareil fait mystérieux avait déjà été constaté. Maintes fois, on avait vu des multitudes d'oiseaux de toutes espèces s'enfuir à tire d'ailes des régions que menaçait une épidémie. Cette disparition générale et soudaine peut affirmer, d'une façon certaine, le prochain envahissement du fléau.

Pendant l'été de 1884, quand le choléra faisait rage à Marseille et à Toulon, tous les oiseaux abandonnèrent ces deux villes pour se réfugier dans les îles d'Hyères, restées indemnes.

De semblables émigrations ont été observées dans différentes parties de l'Italie, de l'Autriche et de la Russie, avant

---

(*) Hambourg est une ville libre d'Allemagne de 570.000 habitants avec un port sur l'Elbe. Elle fut prise par les Français. sous les ordres du maréchal Davout, en 1813 et fut cruellement éprouvée, il y a quelques années par une épidémie cholérique. Si mes souvenirs ne me trompent pas, les habitants d'une rive du fleuve qui buvaient de l'eau saine furent épargnés, tandis que les habitants de la rive opposée qui se servaient d'une eau impure furent décimés.

l'arrivée du choléra. De même en Espagne, en Grèce, en Turquie.

En 1873, le même fait singulier se produisit en Galicie : Tous les moineaux quittent subitement la ville importante de Prezemsye, où ils abondaient, une dizaine de jour avant l'apparition du fléau terrible qui devait frapper tant de victimes, et les habitants surpris se demandaient ce qu'étaient devenus les oiseaux aimés de leur ville. Pourquoi cet exil ?

Deux mois après, quand la meurtrière épidémie a complètement disparu, on voit revenir par escadrons joyeux, les moineaux acclamés de Prezemsye. Encore un même fait déconcertant, soigneusement enregistré par la science.

Vers 1840, une effroyable maladie, la *Suette*, éclate dans une partie du Périgord, terrifiant les habitants, décimant la population. Près d'une quinzaine de jours avant la foudroyante apparition du fléau, tous les oiseaux des champs et des bois disparaissaient comme un seul volatile de la contrée que le mal doit plonger bientôt dans le deuil et dans la mort.

Mais lorsque le fléau a enseveli sa dernière victime, on voit revenir de tous côtés les caravanes ailées des oiseaux, qui semblent gazouiller dans les airs l'oraison funèbre de tant de victimes fauchées par l'épidémie.

Quand le choléra de l'année 1866 s'est déchaîné, accompagné de la suette, sur la vallée de la Lys, en suivant le cours de la rivière, nous avons constaté nous-mêmes dans les environs d'Armentières et dans la ville, la disparition des oiseaux.

Causes... probables

Nous allons maintenant résumer, d'après un savant travail de MM. Jules Milhit et Edmond Lévy, et d'après nos observations personnelles, l'état actuel de nos connaissances relativement aux causes présumées du choléra.

Koch en 1884 isola du con enu intestinal d'individus atteints du choléra asiatique, une bactérie recourbée en virgule, surtout abondante dans les grains riztformes des selles des malades. Ce bacile est donc d'un extrême polymorphisme. Il est détruit par un chauffage de 10 minutes à 60°. Dans l'air sec le vibrion ne vit que quelques heures ; dans l'eau douce il peut se conserver trente jours. Il périt rapidement dans le sol, surtout si la dessiccation est grande et le suc gastrique exerce sur lui une action bactéricide, particulière à cause de son acidité.

Il est plus que probable que, dans le choléra, comme cela est bien acquis maintenant dans la fièvre typhoïde, doit exister une véritable septicémie.

Il s'en faut que les principales caractéristiques du vibrion et de ses cultures n'appartiennent qu'au vibrion cholérique. De nombreux expérimentateurs ont isolé et cultivé toute une série de vibrions capables de réaliser le choléra, tout en différant du type isolé par Koch.

Quittons ce sujet aride dont les détails ne peuvent intéresser que les personnes familiarisées avec les recherches du laboratoire et hâtons-nous de dire que selon nous, il doit y avoir autre chose, un autre facteur qui entre en jeu dans la génèse de la maladie. Il faut que du sein de la terre s'élèvent dans l'atmosphère des effluves pestilentiels et mystérieux, doués de propriétés radioactives mortelles et dont la présence échappe à nos sens, mais non à l'instinct subtil des habitants de l'air. A l'approche des épidémies ne pourrait-on pas prélever, à des hauteurs différentes, des échantillons de l'air atmosphérique pour les soumettre soit à l'analyse spectrale, soit à l'examen du microscope et de l'ultràmicroscope ?

Car, nous voyons naître aujourd'hui une *chimie nouvelle* où des effets très grands sont produits par des quantités de substances très faibles.

Les diastases, agents chimiques des ferments et qui sont l'âme de toutes les réactions vitales, possèdent justement cette propriété d'agir à doses presque impondérables. (Gustave Le Bon.)

C'est cette imperfection de la science dont les savants cherchent constamment, sans y réussir souvent, à agrandir le domaine pour le bien de l'humanité, qui explique ces graves paroles prononcées par lord Salisbury devant les membres de l'Académie des Sciences, dont il était membre correspondant. « Nous vivons dans une oasis de savoir, riche et brillante, mais environnée de tous côtés par une vaste région, cernée d'impénétrables mystères. »

Je serais désolé d'être un prophète de malheur mais je puis dire que, depuis quelque temps, j'ai constaté la disparition des moineaux et des chauves souris qui voltigeaient et venaient se poser tous les matins sur la cheminée située en face de mon habitation.

Maintenant, si l'on veut constater le danger des émanations nauséabondes qui s'exhalent de la surface du sol, il suffit de se promener du côté de la rue Colbert, près d'une pâture qui longe le coin de cette rue. Là, cette pestilence, due à des pulpes de betteraves en putréfaction, n'échappe pas à nos sens, surtout à l'odorat. De cette pourriture rien de bon ne peut germer, ni pour l'homme, ni pour les animaux, et l'on pourra peut-être soulever un coin du voile qui nous cache la vérité sur la nature et l'origine des maladies.

En attendant, nous en sommes encore à nous écrier, comme au temps de Virgile :

Félix qui potuis rerum cognoscere causas !

Heureux le sage instruit des lois de la nature.

Oiseaux bénis, sentinelles aériennes, plus vigilantes que celles qui gardent nos mitrailleuses, oiseaux clairvoyants qui, par votre exode momentanée, prenez soin de nous avertir du danger qui nous menace, hâtez-vous de revenir pour nous rassurer, pour nous consoler.

Cela dit, je reprends l'exposé de mes observations et documents, au fur et à mesure qu'ils se présentent à ma mémoire et que je livre pêle-mêle à l'impression. Car le temps me manque pour les coordonner et les classer dans un ordre méthodique.

Témoin attristé des épidémies de 1849 et de 1866, je n'ai, d'ailleurs, d'autre but que celui de fournir aux intéressés quelques renseignements propres à éviter certains écueils et de contribuer, pour ma part, à faciliter la sauvegarde de la santé de mes concitoyens.

Le transport des vibrions cholérigènes est réalisé soit par des individus malades provenant des pays infectés, soit par des individus en état d'incubation prolongée, soit enfin par des individus sains en apparence, mais en état de microbisme latent. De cette manière un individu qui paraît sain peut créer par ses déjections un foyer épidémique.

Il faut insister particulièrement sur le rôle joué dans cette propagation par la *batellerie fluviale*. Les premières victimes signalées actuellement en Hollande sont des bateliers qui avaient bu de l'eau de la Meuse.

Pour réaliser la dissémination de maison à maison tous les modes d'extension interviennent, particulièrement l'eau de boisson, contaminée soit directement, soit par des déjections fraîches qui se sont frayées un chemin jusqu'à la nappe d'eau souterraine, les aliments de toutes sortes qui peuvent être souillés par les mains, par les mouches, etc.

L'infection cholérique se réalise surtout par voie digestive. Le rôle de l'air comme véhicule me paraît loin d'être négligeable. L'eau est un facteur de tout premier ordre. Il en est de même des aliments consommés à l'état cru et du lait non bouilli. L'encombrement, la saleté, les déchéances physiques y prédisposent.

Metchnikoff prétend que les vibrions peuvent être ingérés sans provoquer le choléra qui demande pour se produire une sensibilité particulière de l'organisme humain, dont les éléments nous sont inconnus, en relation sans doute avec les sucs digestifs et l'association de certains microbes.

Symptômes

Le malade est presque toujours réveillé par une sensation pénible qui rappelle le malaise d'une indigestion. Puis surviennent des selles abondantes qui finissent par représenter un volume de liquide de

5 à 6 litres environ par jour. Ensuite ou simultanément le malade est en proie aux crampes et aux vomissements, etc.

Les évacuations alvines ressemblent à des grains de riz cuit. Elles n'ont pas d'odeur fécaloïde. Cependant en 1866, dans la rue de la Vignette, nous avons constaté un cas où les selles étaient d'une horrible fétidité.

Leur réaction est alcaline.

L'addition d'acide sulfurique donne une coloration rouge. Cette épreuve du choléra — roth — roth en allemand signifie rouge — très facile à faire, est à la portée du clinicien.

Je serai bref sur ce chapitre. Le diagnostic et le traitement de cette redoutable maladie devant rester dans les attributions du médecin de la famille.

Diarrhée prémonitoire

Il est une mesure qui nous paraît appelée à rendre de grands services aux populations sur lesquelles pourrait fondre le dangereux fléau. Il s'agit des visites médicales préventives qui ont pour objet de rechercher et de traiter, dès l'origine, les premiers troubles qui annoncent d'ordinaire et qui, dans tous les cas, favorisent certainement l'explosion du choléra. Le principe sur lequel est fondée cette mesure ne saurait être contesté et consiste en un fait d'observation signalé en 1832, avec une grande perspicacité par Jules Guérin, c'est-à-dire l'existence plus ou moins prolongée de la diarrhée qui a reçu en Angleterre le nom de *prémonitoire*, sous lequel on s'accorde à la désigner aujourd'hui. L'expérience de plusieurs épidémies dans tous les pays du monde a donné à ce fait une immense consécration. (Tardieu).

Il ne faudrait pas s'imaginer que le départ des hirondelles à une autre date que celle de leurs migrations habituelles, et que l'apparition de la diarrhée prémonitoire, soient nécessairement suivie de l'invasion de l'épidémie. Ces phénomènes ne sont que les avant-coureurs qui nous avertissent d'avoir à prendre les précautions sanitaires indispensables pour nous mettre à l'abri du fléau. Ce qui n'est pas impossible puisque le choléra appartient à la catégorie des maladies *évitables*.

De sorte que l'on ne pourra plus dire comme autrefois qu'il déjoue toutes les prévisions, tous les calculs : science médicale, statistique, prophylaxie, mesures sanitaires, tout ce que les connaissances humaines ont accumulé de positif depuis des siècles se trouve mis à néant par la peste asiatique.

La suette cholérique

Ces accidents, dit Laveran, débutent brusquement par un sentiment de resserrement, de pression épigastrique. Le malade ressent une barre à l'estomac, etc.

La faiblesse est telle que le malade s'affaisse s'il est debout. Une chaleur vive accompagnée de picotements à la peau se manifeste et une sueur très abondante ne tarde pas à survenir.

L'odeur de cette sueur est très forte, nauséeuse. La terminaison n'est pas souvent funeste.

Ajoutons à ce tableau que les sueurs sont parfois accompagnées de crampes et de délire. Nous en avons observé de nombreux cas en 1866. Nous nous rappelons, entre autres, l'exemple d'un maçon dont le délire était si violent qu'il voulait se jeter par la fenêtre et que les infirmiers de l'Hôpital avaient de la peine à le maintenir. Appelé d'urgence, je le fis plonger pendant quelques minutes dans l'eau froide et frictionner vigoureusement, puis replacer dans son lit. Le patient s'endormit, le délire disparut et la guérison suivit de près.

On voit que les évacuations dans le choléra se produisent à travers le tube digestif et dans la suette à la surface de la peau.

L'épidémie prend fin à un moment sans que l'on puisse fournir, pour en expliquer l'arrêt, une raison certaine : atténuation du germe, immunité relative des individus, faits contestés, etc.

Et le combat finit, faute de combattants.

Marche du choléra

Le choléra suit et remonte le cours des eaux, décime les habitants des terrains d'alluvion et ne frappe jamais les populations établies sur les terrains anciens. C'est ainsi que Lyon, Versailles ont joui de l'immunité la plus complète dans les graves épidémies qui ont ravagé la France (Bouchut).

Ajoutons que les hauteurs voisines, Neuve-Eglise, Bailleul, Cassel, ont à leur tour été épargnées. Seules y sont venues mourir les personnes qui avaient contracté la maladie dans les localités situées sur les bords de la Lys.

Qu'a-t-on fait de cette rivière aux eaux jadis si claires, si limpides, si poissonneuses, de cette Lys célébrée par Sanderus dans sa *Flandre illustrée ?*

On en a fait une sentine, un cloaque, un égoût collecteur. C'est le propre des nations barbares de convertir leurs rivières en égoûts. On l'a contaminée avec les détritus, les vinasses des distilleries, des cadavres d'animaux, au lieu de les incinérer, ou de les enfouir profondément après les avoir recouverts de chaux.

A son tour le sol des cités réalise et concentre comme en un vaste foyer toutes les conditions d'insalubrité occasionnées par les déchets et les besoins des hommes et des animaux. Une simple énumération donne la mesure de cette énergique nocivité : résidus de voiries, rejet des immondices par les égoûts, matières en décomposition de toute sorte charriées par les eaux qui ont lavé et lessivé les maisons et les choses de la ville, déchets et transformations des nombreux matériaux des diverses industries, débris sans nombre, émanations humaines et animales, etc... toutes ces sources d'impureté et bien d'autres aussi réelles, quoi que moins apparentes, corrompent intimement le sol urbain en imprégnant ses couches de produits méphitiques et morbigènes (Mahé).

J'ai dit que j'avais été déjà le témoin attristé de deux épidémies ; une première fois, en 1849, à La Ventie. J'étais trop jeune alors pour en parler savamment. Mais, ce dont je me souviens parfaitement c'est que le fléau sévissait encore pendant le mois d'Octobre de la même année. Je me souviens aussi que la population épouvantée n'osait porter secours aux pestiférés, quand une femme intrépide, Rosalie Lutun, dont le nom mérite d'être rappelé, n'hésita pas à leur donner ses soins et à mettre en abondance à la disposition de ces infortunés que torturait une soif ardente, de l'eau fraîche et pure qui remplaçait avantageusement la plupart des médicaments.

La seconde épidémie dont j'ai pu observer moi-même le commencement et la fin, éclata dans nos parages au mois de Mai 1866, à Erquinghem sur la Lys. Dès le début on attribuait à tort son apparition au défrichement du bois Deliot situé à l'entrée du bourg. Mais on s'aperçut bien vite à quel redoutable ennemi on avait affaire. Une faute, commise dans le désarroi qui souvent accompagne les calamités publiques, fut de laisser du laudanum entre les mains de quelques malades qui en usèrent et en abusèrent à leur détriment.

Suivant le cours de la rivière, la peste asiatique vint décimer la Ville d'Armentières pendant les mois de Juin, Juillet et Août et y commit d'affreux ravages — environ 800 victimes en trois mois.

L'Ecole de médecine de Lille avait envoyé pour nous seconder plusieurs étudiants qui firent bravement leur devoir ainsi que la municipalité qui ne recula devant aucun sacrifice pour le soulagement des malheureux.

Si, ce qu'à Dieu ne plaise et ce que je ne crois pas probable, le vieux démon du choléra revenait parmi nous, je demanderais aux autorités compétentes de vouloir bien diviser la Ville en autant de secteurs qu'il y a de médecins disponibles et d'installer, pour la nuit, un poste médical à l'Hôtel de Ville, de façon à éviter les inconvénients de cette absence de réglementation en 1866. En effet, il arrivait souvent que nous étions surmenés, et que ceux qui étaient réellement malades ou qui étaient en proie aux hallucinations de la peur, réclamaient la visite de chaque médecin qui passait et se trouvaient, à la fin de la journée, en possession d'une douzaine d'ordonnances, sans savoir à laquelle ils devaient avoir recours.

Devine si tu peux et choisis si tu l'oses !

Sur ce qui s'est passé ensuite à Houplines, j'ai peu de renseignements. Je sais seulement qu'on a refusé systématiquement de donner à boire à des malades en proie à une soif ardente, à une certaine période de la maladie. De sorte que c'est, non du choléra, mais de soif qu'ils sont morts ; ce qui n'a rien d'étonnant quand on connaît la proportion et l'importance des liquides dans l'économie, indispensables comme l'air à l'entretien de la vie, liquides soustraits par l'abondance des évacuations par *en haut* et par *en bas*, suivant l'expression populaire. De l'eau, c'est le cri de la nature !

Un empirique, mieux inspiré, l'avait bien compris, en fournissant aux malades ses fameuses tisanes qui n'étaient, en somme, que de l'eau purifiée par l'ébullition ; ce qui, en tout cas, est préférable aux produits chimiques dont nous bombardent nos voisins d'Outre-Rhin, après avoir bombardé nos villes et nos forteresses pendant la guerre de 1870. Si l'on jetait à la mer les susdits produits, ce serait un grand bien pour l'humanité et un grand malheur pour les poissons.

CONCLUSIONS

A notre humble avis, c'est en vain que l'on s'acharne à la découverte de sérums et de vaccinations anticholériques, comme si on supprimait le mal en attaquant les *effets* au lieu d'attaquer la *cause*. La véritable prophylaxie consiste dans l'observance, non transitoire, mais *permanente* des règles de l'hygiène publique et privée, seules capables de prévenir le retour offensif du fléau dû à l'exaltation de la virulence des microbes, causée elle-même par l'excès d'insalubrité.

Les instructions populaires, les préceptes hygiéniques vulgarisés par la presse et les affiches, ont assurément leur utilité ; elles témoignent de la sollicitude de l'administration, elles dissipent les appréhensions exagérées, elles font appel à la raison publique, à la réflexion, à la vigilance. « Les avis au peuple tendent à fortifier son bon sens, sa résistance morale et j'ai toujours pensé, dit Michel Lévy, qu'au lieu de lui cacher les dangers d'épidémie qui le menacent, il fallait les lui dénoncer franchement à l'avance ; j'ai toujours conseillé en temps utile ces avertissements qui ne viennent le plus souvent qu'après l'explosion du mal. »

Dr Dubar.

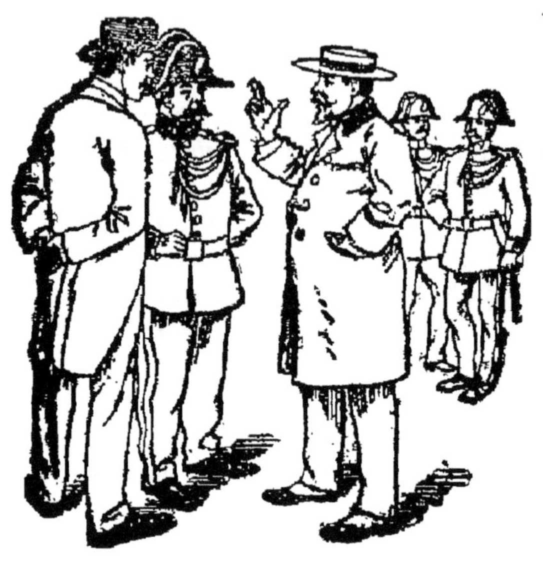

Le délégué de la Préfecture, en tournée, recommande aux agents de la force publique d'exercer une minutieuse surveillance dans les gares frontières et sur les routes, d'avoir l'œil sur les romanichels, les trimardeurs et les vagabonds qui sont de dangereux agents de propagation du fléau cholérique.

Il rappelle aux magistrats municipaux qu'ils doivent veiller à l'hygiène publique et prendre toutes les mesures nécessaires pour écarter tout danger d'épidémie.

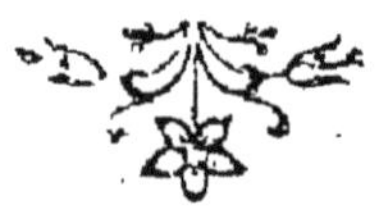

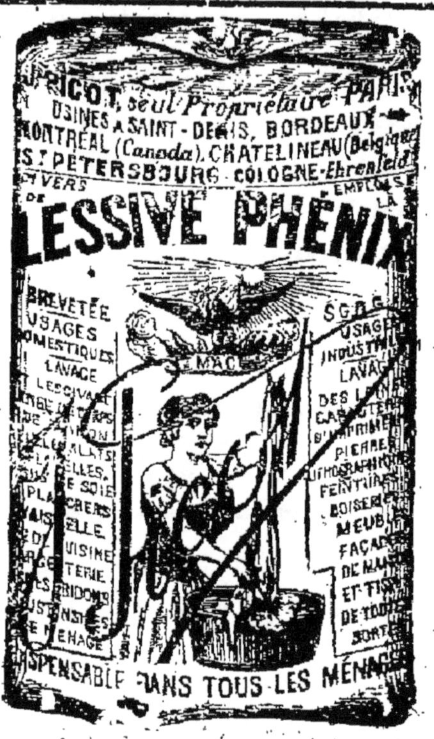
seul Propriétaire PARIS
USINES A SAINT-DENIS, BORDEAUX
MONTRÉAL (Canada), CHATELINEAU (Belgique)
ST PETERSBOURG COLOGNE-Ehrenfeld
LESSIVE PHÉNIX
BREVETÉE
USAGES
DOMESTIQUES
USAGES
INDUSTRIELS
DANS TOUS LES MÉNAGES

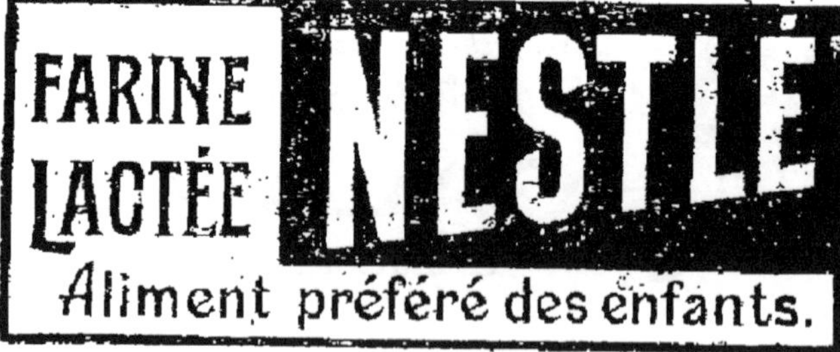
FARINE
LACTÉE
NESTLÉ
Aliment préféré des enfants.

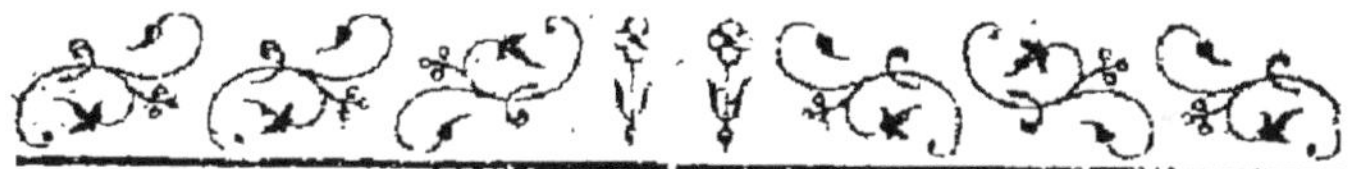

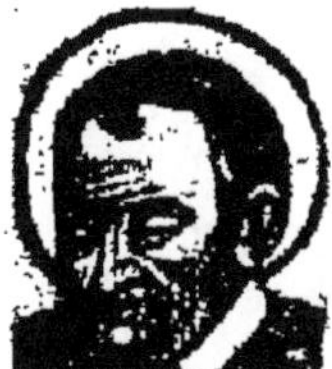

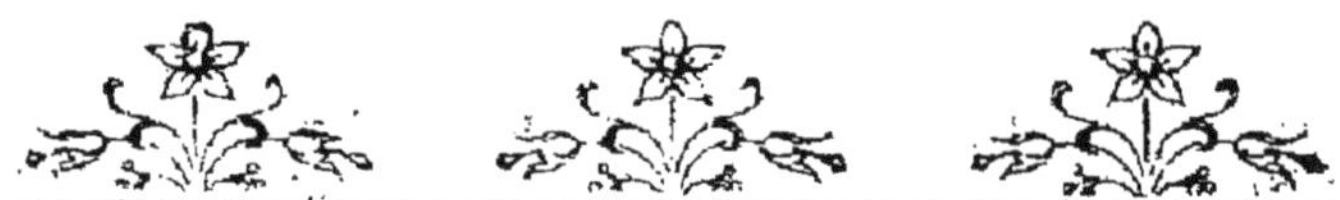

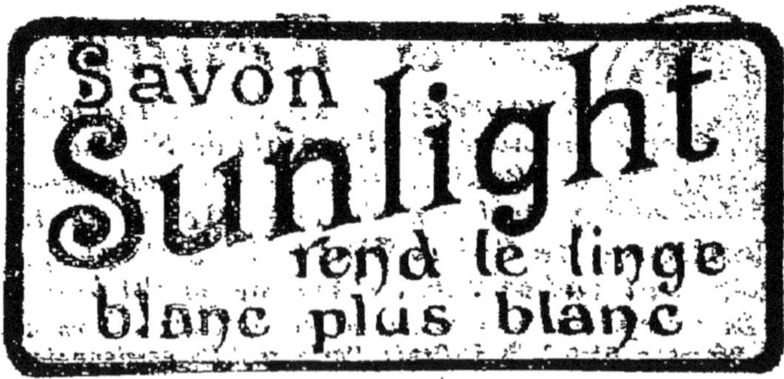
Savon
Sunlight
rend le linge
blanc plus blanc

1909

www.ingramcontent.com/pod-product-compliance
Ingram Content Group UK Ltd.
Pitfield, Milton Keynes, MK11 3LW, UK
UKHW012307240726
13966UKWH00004B/1688

9 782013 066822